AVIS AU PUBLIC

SUR L'EMPLOI RAISONNÉ

DES SANGSUES.

AVIS AU PUBLIC

SUR

L'EMPLOI RAISONNÉ

DES

SANGSUES,

PAR M. JEAN-BAPTISTE PICQUET,

Docteur en Médecine de Montpellier, ancien Médecin et Chirurgien en chef des Hôpitaux des Armées de terre et de mer, Médecin en chef des Douanes Royales pour l'Inspection de Saint-Claude, des Prisons et des grandes Épidémies de son arrondissement, Membre correspondant de plusieurs Sociétés savantes, décoré de la grande Médaille d'or pour le mérite civil d'Autriche.

Artis est, ex miscellaneâ farragine, optima, et usu comprobata seligere.

Fréd. HOFFMAN, Dissert. de Studio Méd. rectè pertractand.

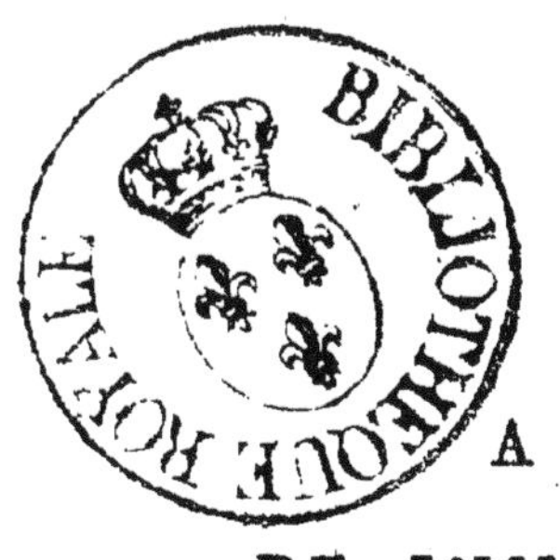

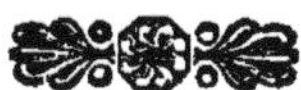

A SAINT-CLAUDE,

DE L'IMPRIMERIE D'ÉNARD.

1825.

AVIS AU PUBLIC

SUR L'EMPLOI RAISONNÉ

DES SANGSUES.

L'ÉTUDE de mon cabinet m'est agréable, quoique ruinant ma santé.

Lorsque des choses neuves se présentent à ma connaissance, je hasarde d'ajouter aux faits ou aux vues demandés, ce que mon expérience m'apprend d'analogue : c'est ainsi que, lisant dernièrement un ouvrage qui m'a été envoyé, j'y vis la question suivante, mise au concours pour 1825, par l'Académie royale des Sciences, Belles-Lettres et Arts de Rouen :

L'expérience a-t-elle prouvé que les Sangsues, appliquées sur la tête, le thorax ou l'abdomen, agissent autrement que la Saignée générale sur les organes malades contenus dans ces cavités ?

Mon Mémoire est ainsi conçu :

Parmi les maladies qui doivent plus particulièrement fixer l'attention des gens de l'art, il faut surtout ranger celles qui, par l'obscurité de leurs symptômes, de leur diagnostic, de leur marche insidieuse, sont si équivoques qu'on les a souvent confondues avec d'autres affections propres au

même organe, quoique quelquefois totalement
différentes ; telles sont les maladies qui affectent
les organes de la tête, du thorax et de l'abdomen.
Et comme la saine doctrine médicale se forme de
tout ce que les différentes théories ont de bon,
et non point d'une théorie exclusive, je traiterai
succintement la question mise au concours.

Cette question, qui est d'autant plus intéres-
sante qu'on peut la considérer comme un appel
aux hommes de l'art, soit pour combattre, soit
pour défendre les nouvelles doctrines médicales
d'aujourd'hui, est aussi une assurance donnée au
public et aux hommes éclairés (qui aiment à trou-
ver dans les livres de médecine une lecture qui
puisse leur être agréable, et des pensées qui
puissent leur être utiles), que la médecine n'em-
ploie, pour leur conservation, aucun moyen qui
ne soit sanctionné par la raison et l'expérience ;
cette question, dis-je, est bien digne assurément
du zèle de celui qui s'honore de l'exercice des
vertus les plus chères à l'humanité.

Pour soumettre sans confusion, au jugement
de mes lecteurs, un problême qui demande un
ouvrage d'observations et non de raisonnemens
vagues de théorie, plus propre à signaler l'envie
d'écrire qu'à contribuer aux progrès de la science
et à la répression de ses écarts, je sens qu'il est
difficile d'adopter un plan qui ne tienne pas un
rapport égal entre la démonstration des faits
anatomico-pathologiques, et l'examen des fonctions
physiologiques ; car, comment développer les
rapports qui existent entre l'état sain et l'état
malade, que la médecine considère comme deux
modifications du même être, sans parler des obstacles qui s'opposent au libre exercice des fonctions

et des dérangemens maladifs que ces obstacles apportent.

Le sang, cette humeur la plus vitale et la source de toutes les autres, dont le mouvement est produit par un effort de dilatation, d'expansion, de répulsion, qui se succède et s'alterne constamment avec un effort opposé de condensation, de resserrement, d'attraction ; dont plusieurs causes changent souvent la direction, en s'accumulant dans une partie, cette partie est prise d'inflammation, elle se tuméfie, elle rougit, on y sent des pulsations, le moindre attouchement y cause de vives douleurs, la sensibilité y est des plus exquises. Cette sensibilité est plus développée chez certains individus que chez d'autres ; dans le même individu, elle varie en plus ou en moins, suivant certains états de santé ou de maladie. Celle des humeurs souffre les mêmes variations, et le sang, par sa force expansive et stimulante, entre dans un état d'orgasme, en effervescence, s'épanche dans le tissu cellulaire.

Ne nous le dissimulons pas, la science de l'économie animale gagnerait beaucoup, si moins confians en la puissance des solides, nous nous pénétrions bien que ces parties, qui n'ont été primitivement que des humeurs qui se nourrisent et s'augmentent continuellement par elles, qui ne sont rien, et qui perdent leur vie sans elles, ne peuvent que continuer à être sous leur dépendance absolue : aussi est-ce dans le sang et dans les autres humeurs qu'il faut reconnaître, non-seulement la cause spécifique des tempéramens, mais encore celle de nos maladies, puisqu'il est évident que, partageant avec eux la vie, la santé, elles doivent aussi partager les maladies.

Cette vérité connue et énoncée clairement par les anciens a été oubliée depuis, mais on ne prend point le change sur le fond de cette doctrine lumineuse.

Or, si la sensibilité se trouve généralement partout, en raison inverse de la sécheresse des organes, nul doute que les organes de la tête, du thorax et de l'abdomen, contenant plus de vaisseaux, de nerfs et de sang, ne soient ceux qui, dans l'état maladif, appellent le plus l'attention du médecin; pour y, à l'exemple du divin vieillard de *Cos*, *Hippocrate*, le père et le législateur de la médecine. « Lorsqu'une matière morbifique quelconque se fixait sur un organe essentiel, il convenait de la disséminer et de la soumettre aux efforts de la nature, dans la circulation générale, pour en faciliter l'évacuation. »

Bien que la constitution physique de ces organes offre seule des merveilles qu'il est plus facile d'admirer que de concevoir; bien que les lésions de ces organes ne sont pas tant funestes par elles-mêmes que par les circonstances qui les accompagnent, puisqu'elles peuvent n'apporter presqu'aucun changement, pourvu qu'elles se soient faites lentement et par dégrés ménagés pour permettre à la nature de s'y accoutumer; la sensibilité se livre quelquefois à des irrégularités extraordinaires qui intervertissent l'ordre et la direction de ses phénomènes accoutumés.

Partant, si par une conséquence inévitable de l'arrangement et de la structure des organes contenus dans les trois grandes cavités du corps, l'humeur fluxionnaire, attirée vers une partie quelconque, se fixe sur l'organe qui la reçoit, et y décide l'engorgement des vaisseaux et du

tissu cellulaire; nous en tirerons cette conséquence, qu'ils peuvent-être plus particulièrement
doués d'un excès de ton, de force ou d'action;
excès produit par la qualité viciée ou la trop
grande quantité d'humeurs qui y abordent, et
qui deviennent cause de fluxion sanguine ou active. Cette fluxion s'opère plus ordinairement
dans les propres vaisseaux qui renferment ce
fluide sanguin, tandis que la fluxion séreuse ou
passive se forme souvent dans le tissu cellulaire,
qui, faisant alors fonction de vaisseau lympha-
tique, transporte les humeurs d'un lieu dans un
autre. Il est une autre espèce de fluxion qui
est l'effet des mouvemens qui s'opèrent sur une
partie, et détermine une inégale distribution des
forces; je l'appellerai fluxion nerveuse ou accu-
mulation de mouvemens. On en trouve une
preuve dans la manière d'agir des stimulans et
des vésicatoires, dont le premier effet est d'irriter; mais, lorsque l'irritation est calmée, l'é-
piderme se soulève, et la peau se couvre de vé-
sicules remplies d'une humeur claire et limpide,
parce que la partie irritée par l'effet du vésica-
toire a été frappée d'atonie, et n'a pu s'opposer
à la fluxion des humeurs qui y abordent des
parties voisines.

Sans doute que la première indication curative consiste à procurer la détente de la partie
malade, à obvier à la stase des humeurs, à détourner le trouble fébrile et dépuratoire sur des
parties moins susceptibles de danger; mais doit-
on préférer l'application des Sangsues à la Saignée
générale? Ici, il s'agit d'éviter l'abus et de profi-
ter avec habileté de tout ce qui porte véritable-
ment le sceau de l'utilité et l'empreinte du vrai :

In scientiâ naturali principia veritatis, obser-
vationibus confirmari debent. LINNÉ.

Nec quidquàm stultiùs quàm dissimilia simi-
libus velle curare. Scribon. Larg.

Ici, si nous admettons que toutes les inflammations (1) ne sont pas les suites d'une sur-ex-
citation primitive de force et d'action du système vasculaire, mais bien un état de faiblesse
ou de relâchement tel, que les forces n'y étant
pas suffisantes pour s'opposer à l'abord des humeurs, celles-ci y sont déposées par le mouvement
oscillatoire des vaisseaux ou du tissu cellulaire
des parties voisines ; dans ce cas, j'estime que
l'application des Sangsues peut être considérée,
dans les fluxions sanguines et même nerveuses,
liées à celles-ci, sous les mêmes rapports que
les vésicatoires dans les fluxions séreuses, et
qu'elles peuvent être employées aussi fréquemm-
ment et avec le même avantage ; mais il faut
une grande justesse dans la manière de recueillir
les faits, de les rapprocher et d'en tirer des
conséquences pour se mettre à l'abri des erreurs
auxquelles la considération des organes lésés peut
conduire. Il faut les avoir vus souvent afin de
juger, dans toute la certitude possible, de circonstances où l'on peut en déduire des conséquences et des principes qui, suivis et bien ap-
préciés, forment une doctrine que le seul défaut

---

(1) Puisqu'elles peuvent avoir lieu sans que le malade éprouve
la moindre atteinte de douleur ou des symptômes qui la caractéri-
sent. Tant il est vrai de dire que l'homme, composé d'organes dif-
férens, présente, dans le cours de son existence, une chaîne de phénomènes déterminés par l'action successive de chacun de ces organes
que la sensibilité générale est forcée de parcourir, d'après des lois
primordiales qui règlent l'ordre de ses mouvemens périodiques.

d'observations peut interrompre, et non une doctrine universelle qui, par suite de cette disposition à s'en rapporter trop à autrui, faute de pouvoir s'appuyer de sa propre expérience, tend à reculer nos connaissances, par l'emploi souvent outré, et aussi étrange que funeste, d'un traitement qui est loin d'embrasser tous les phénomènes, toutes les nuances que présentent les maladies, et de fournir les moyens curatifs qu'elles exigent : *Nullius jurare in verba magistri.* Il faut surtout se rendre à l'évidence, et l'on doit volontiers sacrifier son amour-propre à la vérité, lorsqu'on est assez heureux pour la connaître.

— Oui, sans doute, la médecine à des mystères qui ne se dévoilent qu'à une méditation profonde et soutenue, à une observation judicieuse, et qui se trouvent moins dans des écrits riches de recherches et de talens, qu'au lit du malade. Oui, sans doute, un grain d'expérience vaut mieux que cent livres de raisonnement.

Ce serait un chapitre aussi long que fastidieux que celui de déterminer tout ce que les organes de la tête, du thorax et de l'abdomen irrités, blessés, peuvent produire de changemens dans la machine humaine, ou du moins pour dire avec précision en quoi leurs maladies diffèrent, pour tirer de-là des corollaires applicables à mon sujet : il serait d'autant plus long ce chapitre, que ces organes et leurs dépendances tiennent à ceux de toute l'économie, par la correspondance et l'harmonie de leurs fonctions, qu'ils agissent perpétuellement les uns sur les autres, qu'ils ont entre eux des communications constantes et rapides, qu'ils sont unis par la plus étroite chaîne, et que les foyers de vie, renfermés dans ces ca-

vités, se transmettent souvent leurs affections
dominantes.

C'est ainsi que la plupart des maladies, attri-
buées à la tête, émanent de l'estomac, ce pivot
sur lequel jouent et s'exercent les grands ressorts
de la sensibilité et des bizarreries qu'offrent les
destinées de l'espèce humaine.

C'est ainsi qu'on sait que l'inflammation du
diaphragme a beaucoup d'influence sur le cerveau,
et qu'elle occasionne le délire avec promptitude.
Il n'est plus permis aujourd'hui de douter qu'il
y a des espèces d'apoplexie, d'épilepsie, de délire
et autres affections cérébrales produites sympathi-
quement par des maladies ou des lésions anté-
rieures, dont la cavité du thorax est la source.
Nous admirons tous les jours cette réciprocité
d'actions, et quelquefois ces erreurs de la nature
dont la pratique médicale, les écrits anatomiques
accumulent les preuves à chaque instant. Il serait
superflu d'en invoquer davantage, puisque nous
savons que la chaîne commune qui rallie tous
les organes du corps humain autour de quelques
autres, assure et perpétue leur action réciproque.
De-là, cette expression fameuse et ancienne de
l'oracle de Cos, que tout consent, tout conspire,
tout concourt ensemble dans le même corps.
*Consensus unus, conspiratio una, consentientia
omnia.* De-là, souvent de grands effets par des
causes légères, qui bien senties, eussent à peine
occasionné un faible dérangement ; de-là, cette
impétuosité fébrile, cet état inflammatoire dans
une maladie essentiellement locale, où les organes sont frappés d'une turgescence sanguine,
pléthore vraie ou fausse, engorgement réel. Or,
si c'est par le secours des observations multi-

(13)

pliées qu'on peut apprécier une méthode curative ;
les émissions sanguines générales , loin de favoriser
la résolution , augmenteraient au contraire de plus
en plus l'engorgement inflammatoire, la langueur,
la faiblesse et l'atonie. Il faut , dans ces circonstances , une dérivation plus salutaire, des moyens
plus capables de débarrasser les parties des engorgemens qui les fatiguent ; car, en déterminant les
humeurs à se porter vers les vaisseaux capillaires
de la surface de la peau , ils diminuent le spasme
des artères qui sont situées plus profondément,
modèrent l'impétuosité de la circulation , détruisent les congestions , la disposition à la diathèse
inflammatoire.

Ainsi donc , et par une juste comparaison ,
si l'expérience et l'observation ont depuis long-
temps constaté les bons effets des vésicatoires
appliquées sur le siége du mal d'une fluxion
séreuse ou nerveuse , l'application des Sangsues ,
aidée des autres remèdes que les indications peuvent
réclamer , produira des effets qu'on n'aurait jamais
obtenus par la saignée générale.

Les Sangsues , comme moyen de révulsion ou
de dérivation , doivent être appliquées sur telle
ou telle partie , eu égard à la distribution des
mouvemens qui dirigent vicieusement l'humeur
fluxionnaire ; de même qu'à l'ancienneté de cette
même distribution inégale , parce qu'en rapprochant ou éloignant plus ou moins les Sangsues
du centre de la fluxion , on parvient à exciter
une série de mouvemens opposés à ceux dont
la nature a déjà contracté l'habitude , en les em-
pêchant de se porter plus long-temps sur la partie
affectée. Or , dans la première période de l'in-
vasion d'une affection fluxionnaire , on doit ap-

pliquer les Sangsues sur les parties les plus éloignées du point de la fluxion, parce qu'alors la
nature étant encore peu habituée aux mouvemens qu'elle décide, change bientôt leur direction sur la partie soumise à l'action des Sangsues. Mais lorsque la fluxion est plus ancienne,
les parties étant déjà affaiblies par l'habitude que
la nature a contractée d'attirer l'humeur fluxionnaire, ces parties n'entretiennent presque plus de
rapport avec les parties éloignées; c'est alors
que l'humeur fluxionnaire ayant perdu de sa mo-
bilité première et les parties de leur ressort, il
est essentiel de donner aux Sangsues un plus
haut dégré d'énergie, en les appliquant ou en
les rapprochant davantage de la partie malade.

Oui, sans doute, l'on est souvent dans le
cas de tirer du sang par la lancette et les
Sangsues, pour détourner d'une partie, soit
le cours des humeurs qui s'y portent en trop
grande abondance, soit les mouvemens nerveux
qui se dirigent avec trop de force vers le lieu
qui est le siége de la fluxion. On ne peut douter
de ces deux espèces de révulsions : révulsion
de spasme, révulsion de l'humeur fluxionnaire.
Je reconnus bien cette première dans l'observation que voici :

« Sur la fin du mois d'Août 1824, le nommé
Claude-Marie Reffay, cloutier en cette ville,
âgé de 39 ans, tempéramment bilioso-nerveux,
fut atteint d'une tympanite avec pneumatocèle.
Depuis plusieurs années le testicule droit était
plus volumineux que l'autre, sans douleur ni
maladie de son cordon. Le médecin qui le voyait
pensa qu'il avait une hernie étranglée ; en conséquence, trente à cinquante Sangsues furent ap-

posées sur le bas-ventre et les bourses, sans aucun soulagement. Le vomissement, le hoquet se mettent de la partie, et il était question de l'opérer. Les choses en étant là, je fus appelé en consultation sur les dix heures du soir. Après avoir très-attentivement exploré le bas-ventre et les bourses, je reconnus une tympanite avec pneumatocèle. Le poulx était petit, serré, le hoquet et le vomissement fatiguaient beaucoup le malade. Mon avis fut que le malade serait de suite saigné au bras, ce que j'exécutai moi-même ; je fis une friction sur les bourses avec l'huile de lin ; application émolliente et résolutive sur tout le bas-ventre ; j'ordonnai le camphre et le nitre en poudre, à petite dose, de deux en deux heures ; la boisson fut une teinture de camomille ou de tilleul : tout cela fut ponctuellement exécuté. Le lendemain, à cinq heures du matin, nous fûmes voir le malade et nous le trouvâmes bien portant, sans nulle apparence de tympanite ni de pneumatocèle. Le testicule resta ce qu'il était depuis plusieurs années, c'est-à-dire plus volumineux que l'autre, et c'est vraisemblablement ce qui en avait imposé pour l'hernie étranglée. »

De ce fait, je conclus qu'il y a aussi des Homères en médecine, et que les médecins se doivent une indulgence réciproque : *Quandoque bonus dormitat Homerus.*

Scimus, et hanc veniam petimus que, damus que vicissim. Horat.

De ce fait, je conclus que si les Sangsues sont le *sacra anchora*, pour, d'après ce précepte : *quò humores affluent, eò evacuare oportet,* elles n'en seront pas moins employées sans beaucoup de succès, toutes les fois qu'il faut une révulsion de spasme général. Or, on doit être étonné de l'abus ou du grand emploi qu'on en fait aujourd'hui dans presque toutes les maladies. L'heureux effet des saignées générales se conçoit, en tant qu'il agit en imprimant une secousse et une détente à tout le système, qu'il diminue cette humeur, qui, par sa force expansive et stimulante, établit un excès d'irritabilité et de sensibilité, et que le sang qui est dans une grande raréfaction, distend les parois des vaisseaux qui le contiennent, peut occasionner le délire et la fureur ou des congestions susceptibles des suites les plus fâcheuses; alors, on ne doit point négliger d'en diminuer la quantité par les Saignées plus ou moins considérables, suivant les forces du sujet : *Calorem et audaciam sanguis valdè accendit, inflammationem alit, mentis perturbationem ac confusionem veluti esca ignem procreat. Ar. Cappad. de acut morb.* Mais disons-le, c'est encore ici qu'on fait abus des saignées générales et locales, tandis que les acides végétaux, les poudres tempérantes, une diète sévère seraient de mise dans la plupart des cas où l'on veut calmer la fougue des humeurs et les accidens qui peuvent en résulter. C'est ici que l'impatiente ignorance de quelques médecins défigure, par cette médecine active et précipitée, les maux légers d'une maladie, qui souvent finit par la mort.

Non est fingendum, sed excogitandum et, in veniendum quid natura faciat aut ferat.

Bacon. de digni, et August. scienti......

Il est essentiel que cette multitude d'officiers de santé, qui désirent bien mériter de l'humanité, se pénètrent profondément de ce grand principe, que la perfection de l'art consiste à savoir beaucoup et faire peu ; qu'ils se défient surtout de cette foule de productions sur un sujet sur lequel ils croient qu'on a tout dit, tout expliqué, tandis que l'homme instruit sent au milieu d'elles leur futilité et leur insuffisance.

Il serait trop ridicule de croire, qu'à l'instar du fameux Don Quichotte, sa lance sans cesse en arrêt, ils eussent toujours des Sangsues pour spécifique de toutes les maladies. Dans l'art si difficile de la médecine, il ne faut pas s'assujettir à suivre servilement une méthode souvent infidèle ; c'est au tribunal d'une sincère et judicieuse expérience qu'il faut la soumettre, et c'est de là qu'on bannit et proscrit tant de remèdes vantés par le charlatanisme et accrédités par l'ignorance.

In remediis itaque præscribendis semper ante oculos habe tui climatis naturam, tuorumque popularium temperiem ; neque quidquam præstabas quod ex libris didiceris nisi prædictâ careas. Baglivi proxeos medicinæ.

Les sangsues s'appliquent avec succès sous le double rapport de révulsif et d'anti-spasmodique, dans le cas de douleur tenant à un état spasmodique fixé sur les nerfs, parce qu'en excitant les organes extérieurs, on déplace le spasme qui apporte plus ou moins d'entraves à la circulation, en le fixant sur telle ou telle partie. En effet, ne voit-on pas souvent des malades, souffrant depuis plusieurs années d'une douleur dont la cause est due à un âcre fixé sur le système nerveux, une hémicranie, une sciatique, par exemple, qui n'avait pu céder aux saignées générales et à une infinité d'autres remèdes, être guéris par les sangsues apposées sur le mal, et renouvelées pendant quelques jours de suite. Enfin, l'appli-

cation des sangsues sur la tête, le thorax ou l'abdomen, avec affection nerveuse, ou avec cette
triste faculté qu'ont leurs organes de recevoir les
humeurs que tout mouvement contraire à l'état
naturel peut porter sur eux, excitent encore ef-
ficacement les forces qui ne sont qu'opprimées.

Comme dérivatif, et lorsqu'on se propose d'ap-
peler le cours du sang vers une partie où il devrait
naturellement se porter, et où ce cours s'opère
cependant difficilement ; ou bien encore pour exciter les forces languissantes d'un organe affoibli;
les Sangsues sont utiles appliquées à la partie
interne des cuisses, dans la vue de provoquer le
flux menstruel, ralenti ou supprimé.

Mais une grande propriété de cet insecte aqua-
tique, est celle d'évacuer, et plus ce secours
est efficace, et plus il demande la sagacité du médecin. C'est sous ce rapport que les sangsues sont
préférées dans une infinité de circonstances, lorsqu'il faut combattre une pléthore locale ou bien
lorsqu'il s'agit de déplacer un spasme, et de dis-
tribuer les mouvemens d'une manière plus égale :
dans ces cas, nous devons les préférer aux saignées
générales, dont toute l'action se bornerait à produire, dans tout le système, une faiblesse qui
donne souvent lieu à de longues convalescences,
dispose aux rechutes, tandis que les sangsues
agissent tout à la fois sur les solides et les fluides,
rétablissent la circulation, et détruisent la pléthore en diminuant les mouvemens nerveux.
C'est ainsi qu'on s'en sert dans les maladies inflammatoires et spasmodiques du cerveau, dans
sa commotion, où cet organe affaissé sur lui-
même est frappé d'une telle faiblesse, que la

circulation est presqu'interrompue dans les vaisseaux obstrués ; dans l'apoplexie sanguine , et
surtout dans cette espèce d'apoplexie qui, se
montrant sous les déhors d'une apoplexie séreuse ,
offre cependant dans les cadavres les vaisseaux
cérébraux engorgés de sang. Le lieu de leur
apposition doit être plus ou moins rapproché ,
suivant le dégré d'ancienneté de la maladie. Ainsi,
dans le commencement de l'apoplexie sanguine ,
il conviendra d'opérer une révulsion en appliquant les Sangsues aux gras des jambes ou à la
partie interne des cuisses. Si au contraire l'apoplexie a fait de grands progrès, cette application
est beaucoup plus utile faite au cou et particulièrement à l'occiput ou au sommet de la tête.

En effet, quel moyen plus propre pour dégorger
les vaisseaux du cerveau , et produire une action
révulsive. C'est vraiment dans ces cas qu'on
doit préférer les saignées locales aux générales ,
sans toutefois nier les bons effets de la Saignée,
précédant ou succédant celle faite par les Sangsues.
Je ne puis mieux en donner un exemple que dans
l'observation que je viens de rapporter : mais les
remèdes que je conseillai , et la saignée que je fis
au malade qui en fait le sujet, et qui, des portes
de la mort, fut rendu à la santé et à sa famille
en sept heures de temps, ne m'auraient pas ga-
ranti des petites haines secrètes , des petits in-
térêts privés d'une multitude ignorante qui, quoique dépourvue de toute connaissance en médecine,
éprouve toujours le besoin de commenter , de
condamner et de nuire , tandis que le vrai médecin
n'éprouve que celui d'augmenter la somme des
biens et diminuer celle des maux, et n'attend
sa récompense que du sentiment profond de son

irréprochabilité : tel est le sort des médecins et des meilleurs remèdes.

Les Sangsues sont encore très-avantageuses dans les fortes contusions; elles combattent très-efficacement les inflammations locales, celle des yeux, des oreilles, des amygdales, l'esquinancie, les pesanteurs et les douleurs de tête, provenant de phlogose des méninges cérébrales, la goutte sereine et la cataracte commençante; elles ne sont jamais plus avantageuses dans ces maladies, que lorsqu'on les répète prudemment, si surtout les symptômes inflammatoires sont bien prononcés, le sujet pléthorique et d'une constitution forte.

Dans les maladies du thorax, ce centre du système vasculaire : ces maladies considérées dans toute leur étendue et complication, la structure particulière, les principes élémentaires des organes contenus dans cette cavité, les différentes causes de l'inflammation du liquide que contiennent leurs vaisseaux, sa stagnation qui dérange sa circulation, les moyens par lesquels la nature dépose la matière morbifique sur telle ou telle partie; tout cela apporte de grandes différences dans leur traitement, qui consiste à empêcher que l'inflammation et la stagnation n'augmentent, à calmer l'impétuosité fébrile, à rétablir la circulation, à délayer et atténuer le sang épaissi, à relâcher la partie affligée, où le spasme, la douleur, l'abondance du sang qui s'y est porté ont produit une tension, et à faire en sorte que l'humeur qui y séjourne en puisse être chassé et remise en mouvement ou appelée sur les parties le moins succeptibles de danger. Pour remplir ces indications, il faut être praticien pour reconnaître l'identité des maladies entre elles, la diversité des causes qui les entretiennent, et une grande prudence pour les observations ; il faut savoir saisir les rapports de l'expérience qui est souvent trompeuse : *judicium difficile, experientia fallax* ; pour remplir, dis-je, ces indications, saignera-t-on plus ou moins copieusement, ou appliquera-t-on plus ou moins fréquemment les Sangsues? Le trop comme le trop peu sont également nuisibles. C'est ainsi que j'ai vu que la Saignée, bien loin d'être utile dans les maladies du poumon, surtout lorsque l'expectoration se fait bien, l'arrête au contraire ; qu'elle n'était nécessaire que dans une pléthore manifeste, ou une douleur aiguë, ou une difficulté de respirer, ou que le malade ne crache le sang tout pur et en assez grande abondance. Dans ce cas, comme dans le suivant, on peut beaucoup diminuer la douleur et la tension de la partie affligée, en y appliquant les Sangsues ou quelques décoctions chaudes de substances émolientes et calmantes. Dans la pleurésie fausse avec douleur vive et opiniâtre, on applique sur le point douloureux quelques Sangsues qui procurent un soulagement très-prompt et comme inattendu. On les applique encore avec succès dans les hémopthisies commençantes qui dépendent plus fréquemment d'un état purement nerveux, où de nombreuses Saignées amènent la phthisie, le marasme; tandis qu'on a guéri, dans un court espace de temps, de pareilles hémopthisies par les Sangsues à la partie interne des cuisses, et entre les épaules lorsque la maladie est plus ancienne.

Enfin, lorsqu'à la suite de la rougeole, une toux fatigante trouble la convalescence, un des meilleurs remèdes que l'on puisse lui opposer est l'application de quelques Sangsues entre les épaules ou sur les côtés de la poitrine : la Saignée générale ne ferait au contraire que l'irriter.

Mais, dans les maladies de ce principal instrument de la vie, qui, s'il s'arrête un instant, cet instant est celui de la mort, en tant qu'il est tout-à-fait aboli, car il peut subsister à un dégré faible, et n'être ni appréciable ni sensible ; je veux parler des palpitations du cœur, dont il faut étudier les causes dans leurs noms et leurs effets ; la pratique la plus avantageuse, à mon avis, est de saigner du bras droit, afin d'opérer plus sûrement la révulsion. La plénitude du poulx, son battement inégale que la pléthore ou l'excessive raréfaction du sang occasionne, réclame cette pratique. On rend par la Saignée les mouvemens du cœur et des artères plus réguliers, et la circulation du sang plus égale et plus uniforme dans toutes les parties du corps, et particulièrement dans le cœur ; on diminue l'irritation que les nerfs éprouvent à leur origine et dans d'autres points de leur étendue ; ainsi, l'on apporte par les Saignées, prudemment administrées, le calme dans ce mouvement convulsif du cœur et dans ses nerfs très-nombreux, et plus ce secours est efficace, et plus il est fâcheux de le voir négligé.

Peu disposé à prendre pour des préjugés, et à regarder comme apocryphe ce qui n'est quelquefois que d'antiques vérités cachées ou oubliées, le peuple a recours à la saignée et à l'eau fraîche avalée pour calmer le trouble occasionné par une frayeur. Ce simple remède, en dissipant les mouvemens convulsifs du cœur, prévient de grands accidens. Mais lorsque les palpitations du cœur sont anciennes, on doit préférer les Saignées locales , soit au côté gauche de la poitrine , soit aux cuisses.

Et quelle que soit la propriété donnée à la digitale pourprée , soit comme sédative , soit comme diurétique , je comprends bien moins le traitement avec succès des palpitations du cœur par la propriété attribuée à cette plante de ralentir les mouvemens de la circulation , que tout simplement par la larme du pavot , c'est-à-dire l'opium , comme modérant la trop grande circulation , facilitant merveilleusement la transpiration et la coction de la matière morbifique ; de-là vient qu'on voit souvent dans l'urine un sédiment copieux après l'usage de l'opium.

Que les causes des palpitations du cœur soient physiques ou matérielles , quelles tendent à une inflammation sourde ou aiguë de cet organe, la contrariété qui me frappe tient à ce qu'avance un auteur , que ces causes sont moins susceptibles de céder à la seule administration de la digitale pourprée ; que c'est un reméde éminemment avantageux contre l'hydropisie de poitrine et les palpitations graves et opiniâtres du cœur ; qu'en dissipant des accidens qui ne paraissent pas encore très-alarmans , elle ne peut en prévenir de graves qui tendent à devenir funestes.

Puisque c'est du choc des opinions que naissent les lumières , je demanderai à cet auteur , si, comme il le dit , en approchant l'oreille de la paroithorachique , on entend un bruit sourd ou moins sec , produit par l'embarras que le sang éprouve à sortir des cavités du cœur, ou par la force même des pulsations ; d'autres fois des palpitations , quoique plus concentrées et ne se manifestant pas par des battemens aussi

forts et tumultueux, n'en sont pas moins pénibles,
et méritent également de fixer l'attention ; que
les palpitations et les accidens qui les accompagnent sont quelquefois tels que l'on croit avoir
à faire à un anévrisme du cœur ; je lui demanderai, dis-je, si la digitale pourprée est un remède éminemment avantageux contre les palpitations graves et opiniâtres du cœur, puisqu'il ne
lui donne que la propriété de dissiper des accidens
qui ne paraissent pas encore très-alarmans, et
qu'elle ne peut en prévenir de graves qui tendent à devenir funestes ?

Oh ! oui assurément, il serait digne d'un médecin instruit d'étudier les palpitations du cœur
dans leurs causes et leurs effets, et surtout dans
leur rapport avec l'affection hystérique, ce Pro-
thée qui prend une infinité de formes différentes,
ce caméléon qui varie sans fin ses couleurs. Mais
en attendant un ouvrage aussi précieux, les Saignées, les doux purgatifs, les narcotiques sage-
ment administrés, les nitreux, les anti-épileptiques,
les boissons tempérantes, l'eau fraîche, le petit
lait, un régime adoucissant, l'emportent sur toutes
ces prétendues poudres spécifiques qui occasion-
nent des étourdissemens, des vertiges ou
pesanteurs de tête.

Je le demande de bonne foi et pour l'intérêt
de l'humanité, est-ce avec de pareils moyens
qu'on imprimera une secousse et une détente à
tout le système, qu'on réprimera le sang, cet
aiguillon dont la nature se sert pour entretenir,
pousser à l'excès les mouvemens du cœur et des
artères, soit qu'il pèche par une excessive raréfaction ou qu'il ait acquit des qualités vicieuses.

Quantum scriptores adhuc distant à summo

perfectionis gradu qui in rerum naturâ repe-
ritur. Carol. de d'Albarg. *de illustratione et am-*
plificatione humani intellectûs.

C'est donc en combinant toute la diversité
des causes de cette maladie, en examinant avec
attention sa nature, ses complications, ses symptômes, et en variant les moyens curatifs selon
cette diversité, que l'on peut en établir une saine
théorie et un traitement méthodique. Car, com—
ment pourrait-on guérir d'une façon certaine et
assurée une maladie qui n'est que l'effet d'une
maladie que l'on n'attaque point? il n'est réservé
qu'au charlatanisme d'opérer de semblables gué-
risons. On n'est point toujours au fait des tour-
nures vicieuses employées par certains hommes;
on n'a pas toujours une connaissance exacte des
maladies qu'ils disent avoir guéries, tandis qu'ils
n'ont eu de part qu'à l'augmentation des souf-
frances. Or, dans les palpitations du cœur,
comme dans toutes les maladies où le traitement
essentiel a été omis ou méconnu, la cause n'étant
pas détruite, la maladie revient : *quæ reliquntur*
in morbis, recidivas facere solent : qu'on me
passe cette digression.

Je ne dis rien ici de la grande utilité des
Sangsues dans la coqueluche des enfans, où ce
remède, appliqué à la partie antérieure du col ou
à la partie supérieure de la poitrine, surpasse
infiniment tous les remèdes qu'on peut leur
conseiller. Présentement, dans les différentes
maladies, soit aiguës, soit chroniques de l'abdomen, les Sangsues trouvent aussi leur préférence
sur la Saignée générale. Ici, plus particulièrement
peut—être que dans les maladies de la tête et du
thorax, il faut avoir égard aux différences des

maladies de cette cavité dans la succession des âges, la diversité des sexes, des habitudes et des tempéramens. Or, c'est un fait constant que les maladies de l'abdomen varient en raison de l'ordre que suit la nature dans le développement successif des organes de cette cavité. C'est ainsi que dans l'enfance, le tissu cellulaire ample, épanoui et largement disséminé, s'imbibe de matières sanguines ou pituiteuses qui causent les maladies de cet âge, et ou les saignées locales et générales sont plus ou moins indiquées.

La puberté amène le développement des organes de la génération ; c'est à cette époque que le système vasculaire prend une extension et un diamètre remarquables, et attestent son état de pléthore relatif, auquel on peut rapporter la nature des maladies de cet âge, de celles surtout de cet organe propre au sexe féminin, bien autrement actif qu'aucun de ceux qui furent accordés à l'homme, dont l'empire l'expose à toute la violence des passions, et mêle, dans la plupart des cas, les désordres de l'esprit aux dérangemens des organes, ce qui a fait dire : *propter solum uterum, mulier est id quod est.*

Dans l'âge mûr, les organes abdominaux deviennent le centre principal autour duquel les forces et les mouvemens de tout le corps vont se ramasser ; le volume des viscères du bas-ventre augmente, le système hépatique obtient une influence marquée, et il devient la source des affections, des maladies, et souvent même du caractère moral qui distinguent les hommes de cet âge : de-là, les engorgemens, les obstructions, les inflammations du foie, les embarras de la vaine porte, les flux hémorroïdaux qui la dégorgent, les épanchemens de bile, les affections de la rate, etc., etc.

C'est encore ici que les Sangsues, appliquées sur les régions du bas-ventre et au fondement, sont d'un grand secours pour débarrasser directement le bas-ventre dont les organes sont souffrans par les humeurs qui les engorgent.

Enfin, dans la vieillesse, les voies urinaires annoncent leur action prépondérante par la quantité de matières accumulées dans la vessie ou dans les reins, et qui déterminent des douleurs néphrétiques, des calculs, des embarras, des difficultés d'uriner et autres accidens semblables. De-là, cette quantité de matières sangnines ou pituiteuses; de-là, ces mouvemens qui s'opèrent sur une partie, et détermine une inégale distribution des forces, causent des maladies où le choix des émissions sanguines ne doit pas jouer avec le mal ou avec des chances d'inconvéniens.

C'est ici qu'il faut dire d'après Zimermann : « Les bonnes observations doivent être suffisamment répétées; c'est le meilleur moyen de distinguer le faux du vrai, ce qui est douteux de ce qui est vraisemblable, le vraisemblable de la vérité, et la vérité de la certitude. »

Terminons par dire que les organes de la tête, du thorax et de l'abdomen, offrent les maladies les plus irrégulières et les plus funestes. Altérés de mille et mille manières par les circonstances les plus changeantes, roulant par leur essence dans une suite de variations continuelles, leurs maladies ne peuvent que présenter des caractères inconstans. Elles vont au même but par mille chemins divers; elles se livrent à des variétés et à des aberrations infinies; elles dépendent de causes qui les endommagent , et souvent de la réaction des organes.

Felix ille qui potuit rerum cognoscere causas. **Virg.**

Et comme les Sangsues sont un moyen de dérivation capable de débarrasser les parties des engorgemens qui les fatiguent , de diminuer le spasme des artères qui sont situées plus profondément , de stimuler les solides , de modérer l'impétuosité de la circulation , de détruire les congestions , la disposition à la diathèse inflammatoire ; elles peuvent être considérées dans les fluxions sanguines et même nerveuses liées à celles-ci , sous les mêmes rapports que les vésicatoires ou les ventouses sèches ou scarifiées dans les fluxions séreuses , et elles peuvent être employées aussi fréquemment et avec le même succès. Ainsi , c'est avec raison qu'on les applique sur le siége du mal , eu égard à la distribution des mouvemens qui dirigent vicieusement l'humeur fluxionnaire , de même qu'à l'ancienneté de cette même distribution inégale. Elles s'appliquent aussi comme moyen de révulsion de spasme , révulsion d'humeurs. Enfin , et je ne cesserai de le répéter , elles sont à préférer , dans toute pléthore locale , à la Saignée générale , dont toute l'action se bornerait à produire , dans tout le système, une faiblesse susceptible d'attirer sur quelque organe qui n'a point , relativement aux autres , le degré d'énergie dont une disposition meilleure la ferait jouir , des fluxions, des dépôts qui épargnent presque toujours le reste du corps à ses dépens.

Elles suppléent encore très — utilement à la Saignée chez des sujets trop chargés d'embonpoint, et chez lesquels il est presqu'impossible d'ouvrir

les veines avec la lancette, parce que ces vais—
seaux n'offrent aucune apparence à l'extérieur,
comme chez les enfans, les femmes et les vieillards.

Ce serait peut-être ici le lieu de terminer cette
dissertation en revendiquant, pour notre siècle, un
grand nombre de principes féconds de pratiques
utiles, d'observations étendues, d'expériences
simples que plusieurs médecins ont la gloire
d'avoir introduits dans la doctrine physiologique
et médicale. Mais comme la véritable médecine
ne doit comprendre les idées des nouvelles doctrines médicales d'aujourd'hui, sans les réduire
à une suite d'observations et d'expériences, il
n'appartient qu'aux médecins éclairés de discerner
les cas où cette espèce de conquête sur la Saignée
par la lancette, doit être préférée. A eux seuls
le mérite de se rappeler, que, si le sang a fait
de tout temps l'objet des recherches et des mé-
ditations des philosophes, si le grand rôle qu'il
joue dans l'économie animale a fait penser aux
anciens qu'il en était le principal moteur, s'ils
l'ont regardé comme le siége de la force physique
et morale, le principe de la vie, enfin, s'ils
l'ont cru l'homme en entier, l'être seul dont
toutes les autres parties n'étaient que des modifications, des dépendances, ils partiront sans
doute de ces premières idées de nos anciens maîtres
en médecine et en morale, pour apprécier cette
belle pensée de Celse, exprimée il y a 2,000 ans :
« Tirer du sang en ouvrant la veine, n'est pas
une chose nouvelle ; mais qu'il n'y ait presque
point de maladies où l'on ne saigne, voilà ce
qui est nouveau. » *Sanguinem incisa vena mitti,
novum non est ; sed nullum penè morbum esse in
quo non mittatur, novum est.*

(30)

Appliquons aussi cette belle pensée aux Sangsues, et disons avec *Voltaire*, tragédie de *Ma-
homet*, acte 3, scène 8 :

« Exterminez, grands Dieux, de la terre où nous sommes,
« Quiconque avec plaisir répand le sang des hommes. »

Puisse cette courte dissertation donner l'assurance que j'ai aperçu le but ! Puissent les jeunes
médecins, ceux surtout, qui manquent d'une
pratique en grand, c'est-à-dire de celle qui offre
à la fois beaucoup de malades et des maladies
variées, se bien pénétrer que, malgré la réunion
de toutes les circonstances favorables pour l'observation des vertus des moyens de guérir les
maladies, il est encore, pour les appliquer, une
qualité nécessaire dans l'observateur lui-même ;
c'est cette sagacité, ce tact heureux, fruit d'é-
tudes approfondies que sait appliquer à propos
un génie que la nature semble avoir formé pour
la médecine, ou qui soumet moins les faits aux
raisonnemens, que les raisonnemens aux faits.

*Sic est medici famâ multi, re autem ac opere
pauci*, dit Hippocrate, *de lege.* p. 196, tom. 4.

Je m'en réfère donc, pour le grand emploi
qu'on fait aujourd'hui des Sangsues, aux médecins
éclairés qui ont le mérite d'offrir l'ensemble méthodique et raisonné d'une pratique qui demande
tel ou tel remède, par excellence à tel autre.
*Medicum facit, non ars philosophiæ contensiosa,
sed assidua ægrorum observatio.*   Baglivi.

Ici, je sens redoubler toute l'étendue du
mérite, et si j'avais à en parler, je blamerais l'en-
thousiasme avec lequel le public et certains médecins
adoptent ces fausses richesses, dont l'ignorance
emprunte trop souvent sa parure, et le charlatanisme son insolence.

Mais après tout, le merveilleux s'évanouit à mesure que les prodiges, qui n'ont nulle ressemblance avec les faits, préviennent et dissipent l'erreur toujours désireuse d'infecter le champ de la vérité.

Ainsi, n'ordonner que Sangsues, que Saignées, c'est faire entendre, contre la raison et l'expérience, que la médecine est arrivée à son plus haut dégré de perfection; c'est réveiller la critique de Molière, dans le *Médecin malgré lui*. Mais, la marche toujours progressive de la médecine, devient, pour les médecins vraiment dignes de ce nom, une mine féconde en règles de pratique où ils ne se contentent pas de lire, mais bien d'apprécier ce qu'ils ont lu.

Dixi.

www.ingramcontent.com/pod-product-compliance
Ingram Content Group UK Ltd.
Pitfield, Milton Keynes, MK11 3LW, UK
UKHW021200140726
13695UKWH00005B/2249